Dr Louis **MERGER**

de la Faculté de Paris.

ÉTUDE CRITIQUE

SUR LA

SYPHILIS CONCEPTIONNELLE

PARIS

HENRI JOUVE

ÉDITEUR

15, rue Racine

1896

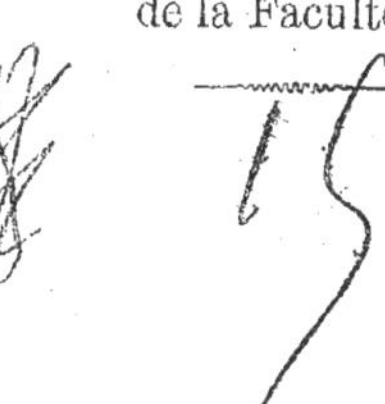
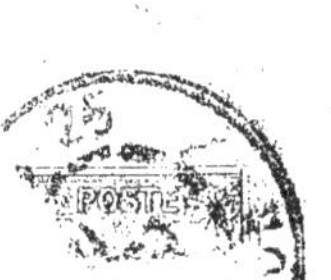
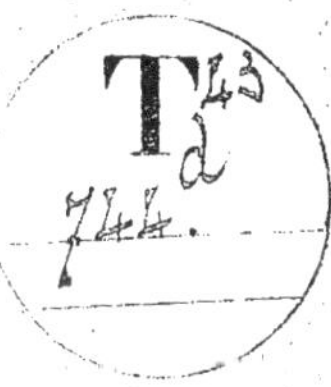

A LA MÉMOIIRE DE MON GRAND-PÈRE

LE DOCTEUR CHATELAIN, DE CHAUMONT

A MON GRAND-PÈRE

CHARLES MERGER

Ancien avocat au barreau de Chaumont

A MES PARENTS

Témoignage de ma profonde reconnaissance

A MON FRÈRE ET COMPAGNON D'ÉTUDES

CHARLES MERGER

Docteur en droit, avocat au barreau de Chaumont

A MES AMIS ET CAMARADES D'ÉTUDES

A MES MAITRES, DANS LES HOPITAUX

INTRODUCTION

Durant notre séjour à l'hôpital Saint-Louis, notre maître, M. le Docteur Tenneson nous présenta un matin à la visite dans la salle des femmes une malade nouvelle accouchée, primipare, ayant à côté d'elle son enfant né à terme syphilitique et offrant elle-même à la surface cutanée des accidents secondaires en pleiné évolution, dont les premiers apparus dataient de 5 à 6 semaines environ ; c'est-à-dire qu'ils étaient antérieurs à l'accouchement de plus d'un mois, l'enfant ayant 10 jours. Comme d'autre part cette femme affirmait n'avoir eu depuis au moins 5 mois aucun rapport sexuel, une question d'étiologie se posait immédiatement : d'où venait la syphilis de la mère ? Etait-ce du père ? la malade disait n'avoir jamais remarqué chez lui aucun accident et n'avoir pas vu d'autre homme depuis le début de sa grossesse. Fallait-il alors accuser l'enfant, cet enfant, né syphilitique, procrée malade par un père taré mais sans accidents apparents, et qui dans l'utérus pendant la gestation aurait transmis à sa mère la diathèse dont il était entré en puissance au moment même de la conception ? Car dans l'hypothèse qu'elle vint du père, la syphilis maternelle aurait eu une évolution d'une durée insolite, à compter de la date de la contagion à celle des premières manifestations secondaires. Ainsi fut amener notre maître à nous parler de la « *Syphilis Conceptionnelle* » et cette question nous ayant particulièrement intéressé, nous nous sommes appliqués depuis à l'approfondir dans la mesure de nos moyens et en avons fait l'objet de notre thèse inaugurale : non pas que nous ayons la prétention de rien trancher sur un sujet aujourd'hui encore si controversé, mais la lecture d'ouvrages récents nous ayant suggéré quelques réflexions que nous n'avons pas trouvées reproduites ailleurs, nous nous estimerons heureux si par la suite elles peuvent être de quelque utilité à ceux qui reprendront la question et en feront une étude plus minutieuse.

Nous avons à cœur, avant d'aborder, notre sujet, d'adresser à nos anciens maîtres dans les hôpitaux nos témoignages de gratitude et de respect pour les sages conseils qu'ils nous ont donnés et la bienveillance qu'ils nous ont toujours montrée : que nos maîtres en chirurgie, MM. Reclus, Schwartz, Campenon et Berger soit assurés de notre reconnaissance pour l'enseignement pratique que nous avons puisé dans leurs services où ils nous ont toujours donné eux-mêmes l'exemple de l'exactitude, du dévouement et du travail.

Nous tenons à remercier particulièrement M. Letulle, qui pendant les deux années de médecine passées avec lui à Saint-Antoine, a toujours été pour nous un ami d'études autant qu'un maître affable et complaisant.

M. Tenneson a droit à toute notre sympathie pour le soin avec lequel il a dirigé notre instruction théorique et pratique en dermatologie et nous garderons toujours de ses leçons cliniques et des heures passées avec lui à la salle des consultations le meilleur souvenir.

Quant à M. Talamon, le temps nous a manqué pour rester avec un maître aussi modeste qu'érudit autant que nous aurions voulu, mais pour éparses qu'elles soient, les notions puisées à son service nous apporteront leur contingent de profit.

Remercions aussi MM. Jules Simon, Andrieux, Brocq, Gonguenheim, Galezowsky et M. le Docteur Moiroud, dentiste de l'Hôpital Cochin, pour l'excellent accueil qu'ils nous ont toujours fait chaque fois que nous nous sommes présenté dans leurs services.

Enfin, que nos maîtres en obstétrique, MM. Bar, Lepage et Pinard, soient assurés de nos hommages reconnaissants pour le dévouement qu'ils ont mis à nous initier à l'art longtemps trop négligé des accouchements. M. Pinard a bien voulu accepter la présidence de notre thèse et ne nous a ménagé ni conseils ni renseignements quand nous avons entrepris ce petit travail : merci encore.

Merci sincèrement aussi au Docteur Eugène Rochon, notre excellent compatriote et ami, qui a bien voulu nous aider dans notre tâche et nous a

prodigué sans compter ses conseils et son temps ;
notre désir est de voir se continuer longtemps encore
entre nous les excellentes relations commencées au
lycée.

Hommage respectueux à M. le Professeur Francotte de Bruxelles, qui a bien voulu nous communiquer ses « Essais d'embryologie pathologique expérimentale », et à M. le Docteur O. Boulengier, rédacteur en chef de la Presse Médicale Belge, pour la
complaisance qu'il nous a témoignée.

PLAN

Définition — Historique — Exposé des faits (observations, tableau synoptique).

Critique — Ensemble des faits sur lesquels elle devra porter.

Chapitre premier — Absence de chancres et de bubons chez la femme.

Chapitre II — Absence de manifestations chez l'homme.

Chapitre III — Grossesse constante ou fausse-couche.

Chapitre IV — Syphilis constante du fœtus (discussion de l'influence paternelle).

Conclusions.

Etude critique sur la Syphilis couceptionnelle

> « Dont ne m'a retardé l'opinion de ceux qui disent que c'est une chose vergogneuse et sale de traicter de cette matière, et que la lecture d'un tel livre peut induire quelque libidineux désir en la pensée de ceux qui le liront. Mais nul ne le lise qui n'en aura à faire. Nous désirons empescher le mal : si, ce faisant, nous ne pouvons fuir le scandale volontairement pris, cela ne nous doit pas être imputé, ains à la pernicieuse volonté de ceux qui d'eux-mêmes cherchent à se scandaliser sans sujet. »
>
> *J. Duval « Traité des hermaphrodites, Rouen, 1612, p. 58.*

DÉFINITION

« J'appelle syphilis par conception, celle que le produit de la conception, infecté par le père, transmet à sa mère durant la vie intra-utérine, ou plus brièvement, la syphilis qui va du père à la mère par le fœtus (1).

(1) Diday, cité in ann. de dermat. et syphiligraph., t. VIII, p. 169.

HISTORIQUE

Trois grands noms jalonnent l'histoire de la syphilis conceptionnelle : c'est d'abord **Ricord**, le premier qui ait songé à ce mode spécial de contagion et qui, en 1841, dans sa *clinique iconographique de l'Hôpital des vénériens*, s'exprime ainsi : « Des observations aussi précises que possible semblent prouver que la syphilis constitutionnelle peut être transmise de l'enfant à la mère, pendant la gestation. » Et plus loin : « Quand le père *syphilitique* n'a pas d'accident primitif à *la période contagieuse* (1) au moment de la fécondation, et qu'il produit un *enfant syphilitique,* la mère n'est pas infectée cependant, comme je l'ai dit ailleurs, il me paraît possible que dans quelques cas, la mère devienne malade par la gestation d'un enfant infecté... Mais ce qu'il y a de très remarquable, c'est que si on peut admettre l'infection de la mère *par voie de gestation,* il est bien certain que dans les cas où elle échappe à cet empoisonnement, *elle ne contracte jamais la syphilis plus tard, en allaitant son enfant malade...* »

Quelques années plus tard, en 1848 (2), il dit encore : « Le mari peut procréer un enfant infecté

(1) Ricord, à cette époque, n'admettait pas encore la contagion par les accidents secondaires.

(2) The Lancet, 1848, p. 384.

qui propage le virus secondaire à la mère, car celle-ci était restée saine quoique mariée, tant qu'elle n'avait pas eu d'enfants. »

Enfin dans une lettre à Diday il s'exprime ainsi : « Cette opinion n'est pas facile à démontrer sans contestation, car on peut toujours plus ou moins douter de la vertu des femmes ; mais malgré l'incrédulité et le scepticisme auxquels m'a conduit ma longue pratique, j'ai dû me rendre à l'évidence des faits. ». (1)

Voilà donc posée dans ses grandes lignes la théorie nouvelle, et Ricord indique déjà une partie des objections qu'on lui pourra faire. Mais c'est **Diday** de Lyon, qui en raisan de ses nombreux et importants travaux sur cette question à dater de l'année 1854 (2), en a été le véritable promoteur et l'a baptisée du nom de syphilis par conception. «... N'est-il pas universellement admis, dit-il dans son traité de la syphilis des nouveaux-nés, que si la mère contracte la syphilis durant sa grossesse — le père étant sain — elle peut la communiquer au fœtus ? Oui certes. Or par quelle voie la transmission s'opère-t-elle ici ? *Incontestablement par le sang,* puisque

(1) Gaz. méd. de Paris, p. 753. — Leçons de 1847.
(2) Traité de la syphilis des nouveaux-nés et des enfants à la mamelle, 1854, N° 43310 de la bibliotèque.
Nouvelles doctrines sur la syphilis, 1858.
Gazette médicale de Lyon 1867 et 1868.
La syphilis par conception (Ann. de dermat. et de syph., tome VIII, 1876-77, p. 161).
Le péril vénérien dans les familles, Paris 1881.
La pratique des maladies vénériennes, 3me édition 1890, etc.

après la conception ce n'est plus qu'au moyen du système vasculaire utéro-placentaire que le fœtus tient à sa mère. Eh bien, si le sang syphilitique de la mère suffit pour infecter le fœtus, pourquoi le fœtus ayant reçu de son père la syphilis ne pourrait-il à son tour infecter sa mère par le sang qu'il lui renvoie? N'est-ce pas dans les deux cas, le même agent pris à une même période du mal, circulant dans les mêmes vaisseaux ? Et en présence d'une si parfaite identité de causes, est-il donc tellement hasardé de conclure à la possibilité d'un effet semblable ? »

Et après avoir réfuté quelques objections aujourd'hui sans valeur d'ailleurs et que nous ne citerons plus loin que pour mémoire, Diday s'appuie de l'autorité de Ricord, de celle de Depaul qui en 1851 s'exprimait ainsi : (1) « La mère étant incontestablement saine et la syphilis n'ayant pu être transmise que par le père et seulement au moment de la fécondation, l'embryon, seul malade pendant quelque temps, pourra à son tour pendant son séjour dans l'utérus infecter sa mère » ; de l'opinion de Tyler Smiths (2) qui croit lui aussi que la syphilis se propage du père à la mère par le fœtus et qui est d'avis que ceci arrive surtout quand la vérole a agi sur le placenta de façon à causer l'avortement : alors la mère est à peu près sûre (prethy sure) de participer ensuite à la maladie.

(1) Extrait du mémoire lu à l'académie de médecine le 21 avril 1851.

(2) The Lancet, 11 mars 1854, p. 266.

Et Diday, pose en principe la réalité de l'influence paternelle directe : le père étant seul syphilitique, peut donner la vérole à *l'enfant*, c'est indubitable, et celà découle de ses observations personnelles aussi bien que des faits confirmatifs de Cederschjold (1), Swédiaur (2), Bertin (3), Depaul (4), Bertherand, etc... Il ajoute que dans le cas où l'homme a eu la vérole, mais est actuellement exempt de tout symptôme, l'immunité du fœtus est *possible*, mais non certaine. « Je n'ai point à combattre, dit-il, cette opinion qui soutient que le père ne peut pas transmettre la vérole à son enfant, parce que le sperme d'un homme syphilitique est incapable d'opérer la fécondation ; il faut en laisser la responsabilité aux écrivains spéculatifs du dernier siècle, a qui elle appartient. » Aujourd'hui, nous dirions : *un sperme chargé de virus syphilitique est incapable d'opérer la fécondation*, et de cette opinion des anciens auteurs ainsi transformée en se basant sur les données de l'expérience, nous ferons un de nos principaux arguments contre la théorie de la syphilis par conception.

Enfin, un homme atteint de syphilis peut-il, en cohabitant avec une femme enceinte, donner directement cette maladie au fœtus, sans avoir infecté la

(1) Tidschrift for Lakare, B VII, n° 10, 1840.
(2) Traité complet des maladies vénériennes ou syphilitiques, t. II, page 11.
(3) Traité de la maladie vénérienne chez les enfants nouveaux nés, page 163.
(4) Gazette Médicale de Paris, 1851, page 392.

femme ? — Oui, pour Diday : « Quand un homme syphilitique a cohabité avec une femme enceinte, surtout si elle ne l'est que depuis peu, il ne faut pas, *quoiqu'elle n'ait contracté elle-même aucun mal*, se rassurer complètement sur la santé de l'enfant qui naîtra ; et il y a lieu pour le médecin de le tenir sous une surveillance vigilante durant les premiers mois de sa vie. »

Ainsi donc la mère pourrait jouer le rôle de corps uniquement conducteur, de vecteur direct du virus du père au fœtus, *par son sang*, sans être elle-même contaminée.

Le troisième grand nom par lequel nous terminerons cet aperçu élémentaire sur l'historique de la syphilis conceptionnelle est celui de M. le Professeur **A. Fournier**, élève de Ricord, qui s'est attaché à décrire minutieusement cette affection et à en préciser les caractères dans ses livres ; syphilis et mariage. l'hérédité syphilitique, et dans ses leçons cliniques faites à l'hôpital Saint-Louis. Nous ferons à cet auteur de nombreux emprunts et nous puiserons notamment dans son ouvrage sur l'hérédite syphilitique de précieux renseignements sur les influences respectides générateurs au point de vue de la syphilis conceptionnelle.

Enfin, nous citerons les noms de Delore, Gailleton, Maigrot, Lutaud, Carriére, Legrand, Le Grand, Legendre, Riocreux, Charrier, Barthélemy, Brocq, Raymond, Besnier, Hutchinson, de Méric, Martinez y Sanchez, Kassowitz, Carl Ruge, etc..., pour les

faits nouveaux et confirmatifs qu'ils ont apportés
dans leurs travaux ou communications.

EXPOSÉ DES FAITS

La syphilis conceptionnelle, avons-nous dit, est
celle qui va du père à la mère en passant par le
fœtus. Dans l'observation journalière, écrit M. Fournier (1), voici comment le plus habituellement les
faits se présentent :

« Un sujet syphilitique, à syphilis non encore
éteinte, contracte mariage. Quelques mois plus tard,
sa femme devient enceinte. Et alors se produisent
sur elle divers accidents à propos desquels vous êtes
mandé dans le jeune ménage. Vous examinez ce
pourquoi l'on requiert vos conseils, et à votre grande
surprise, vous constatez le caractère indubitablement
syphilitique des manifestations que présente cette
jeune mariée. Vous trouvez par exemple cette femme
affectée de symptômes secondaires des plus évidents,
tels que syphilides cutanées, plaques muqueuses
buccales, croûtes acnéiformes du cuir chevelu, adé-
nopathies cervicales, maux de tête, névralgies vagues,
courbature, accès fébriles intermittents, alopécie,
etc.... Nul doute possible, cette femme est bel et
bien syphilitique.

Cela dûment constaté, vous vous mettez alors à
la recherche du pourquoi et du comment de cette

____

(1) Fournier, l'hérédité syphilitique, p. 167.

Merger

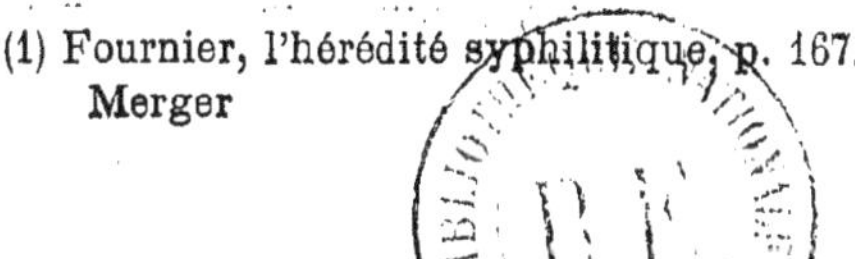

2

syphilis. Comment la syphitis a-t-elle frappé cette jeune mariée ; par quelle voie s'est-elle introduile ; quel en a été l'accident initial ; où en a siégé le chancre ? etc... Voilà ce que vous demandez tout naturellement, ce que vous allez vous efforcer d'élucider.

Et alors, un double étonnement commence pour vous :

D'abord, pas de traces de ce qu'on appelle l'infection primitive, *nul vestige de chancre,* nul souvenir d'aucune lésion.... pas *davantage de bubon,* « ce témoin posthume » du chancre cicatrisé et effacé. Nulle trace en aucun point d'une adénopathie primitive... Rien autre que des accidents secondaires, comme si la syphilis s'était annoncée d'emblée sur la malade par des manifestations de ce genre, comme si elle n'avait pas eu de période primaire.

Mais une seconde surprise vous attend tout aussitôt, et la voici : La syphilis ainsi constatée chez la femme, vous prenez à part le mari, qui vous confesse, si vous ne les connaissiez déjà, ses antécédents spécifiques. Et alors vous lui demandez naturellement quels accidents *nouveaux* il a éprouvés depuis son mariage, pour avoir ainsi contagionné sa femme. Sur ce, protestations, protestations formelles de votre client : « Non, vous dit-il, je n'ai rien eu *de nouveau* depuis mon mariage, rien, absolument rien. Je connais mon état, j'avais été averti par mon médecin des dangers que pouvait courir ma femme, s'il me survenait quelque accident semblable à ceux que j'ai eus jadis. Or, je me suis tenu sur mes gardes, je me suis examiné, je me suis surveillé scrupuleusement ; et je puis vous affirmer que rien de suspect ne s'est produit sur moi depuis le jour de mes noces, pas même le moindre bobo, pas la plus légère éraillure.

Vous procédez à un examen en règle de votre client, il reste négatif.

De sorte qu'à prendre les choses telles qu'elles se présentent, force est, en définitive, d'aboutir à ceci : que *la jeune femme est devenue syphilitique au contact de son mari syphilitique, mais sans que celui-ci ait été affecté du moindre symptôme extérieur capable de la contagionner.* »

Voilà le fait, et comme dans tous les cas de ce genre, la femme est reconnue enceinte, la grossesse devenant un facteur remarquablement constant, on a dit : *Post hoc, ergo propter hoc.* Et en effet, dans chaque cas, l'enfant naît syphilitique : lui seul a donc pu contagionner sa mère.

Avant de nous demander si une telle conclusion est permise et de chercher une réponse dans l'analyse des arguments invoqués en faveur de la théorie de la syphilis par conception, nous tenons à reproduire ici quelques observations types de cette variété clinique, lesquelles serviront de base à notre critique. Nous les ferons suivre d'un tableau où nous avons résumé dans leurs indications essentielles les autres observations que nous avons pu trouver dans la bibliographie ou qu'ont bien voulu nous communiquer ceux des praticiens ayant étudié la question auxquels nous nous sommes adressé.

OBSERVATION rapportée par le Professeur Gailleton

Extrait du Dictionnaire Encyclopédique des Sciences Médicales
(Numéro 6 du tableau)

Une jeune fille de 16 ans eut *un seul coït* avec un jeune homme syphilitique, depuis six mois, traité régulièrement, et qui depuis un mois n'avait plus de symptômes.

M. Gailleton examina le jeune homme *le lendemain du coït* et ne découvrit aucune lésion, ni sur les organes génitaux, ni sur le reste du corps. Ce coït unique avait rendu la pauvre fille enceinte. Au bout de 2 mois et demi, elle consulta M. Gailleton pour des douleurs très vives, et 15 jours après, il constatait une syphilide générale, avec des plaques muqueuses à la vulve, *mais sans adénopathie inguinale*.

Traitée par le mercure, elle accoucha à terme d'une petite fille qui, quinze jours après sa naissance, présenta un coryza et une syphilide pustuleuse générale ; symptômes dont elle fut guérie par l'usage de la liqueur de van Swieten.

OBSERVATION de Rodet de Lyon

Citée par Diday (Numéro 5 du tableau)

Un homme atteint depuis 7 mois d'une syphilis traitée tardivement et irrégulièrement, se maria en février 1885, ayant encore des restes de plaques muqueuses aux lèvres et au gosier. Plusieurs fois, pendant les premiers temps du mariage, M. Rodet fut appelé à visiter madame par le mari qui craignait de l'avoir infecté ; mais il ne trouva rien sur elle. Au contraire le 16 mai il constata une syphilide papuleuse du tronc et des membres, plaques muqueuses à l'anus et au gosier, adénopathie cervicale et mastoïdienne, le tout avec alopécie, ayant été précédée de céphalée et de courbature ; mais l'examen le plus minutieux ne lui fit découvrir *aucune lésion primitive* à la vulve, ni aux lèvres, ni ailleurs.

Les symptômes de la syphilis avaient paru au commencement de mai. alors que madame était enceinte de six semaines. Traité méthodiquement, elle guérit, mais accoucha, à moins de 7 mois, d'un enfant mort dont l'épiderme se détachait par lambeaux.

OBSERVATION rapportée par le Dr Beyran

Dans l'*Union médicale* du 5 juin 1862. (N° 7 du tableau).

La dame N... est âgée de 29 ans, d'un tempérament un peu lymphatique, sans antécédents syphilitiques, issue de parents sains, sauf l'hérédité rhumastismale. En 1859, trois mois après son mariage, elle fut atteinte d'un rhumatisme articulaire aigu ; guérie au bout de cinq semaines, elle a pu quitter le lit.

Pendant l'été de cette même année, elle devint enceinte et accoucha au commencement de 1860, d'un enfant *bien portant* et *ne pré·entant aucun signe de nature syphililique*.

Il n'en fut pas de même du 2ᵉ enfant, comme on va le voir. — Antécédents du mari jusqu'en 1859 : écoulement chronique ou blennorrhée datant de 7 ans, avec rétrécissement caractérisé de la portion spongieuse de l'urèthre. Pas trace de syphilis antérieure ou récente, hypertrophie du foie. Je le guéris de son écoulement après incision du rétrécissement.

Au commencement de 1860, M. N... contracta (en dehors du ménage), un chancre à la base du gland. Cet ulcère s'indura et fut accompagné d'adénopathie indolente multiple de la région inguinale gauche. Se trouvant en voyage, il n'a pu se confier à nos soins que trois mois plus tard. alors que déjà on ne trouvait que la cicatrice du chancre. On pouvait à ce moment constater encore à l'aine gauche la présence de l'engorgement ganglionnaire. A l'inspection de la cavité buccale, on trouvait une rougeur érythémateuse uniformément répandue au voile du palais et à l'isthme du gosier, en même temps que des plaques muqueuses sur les amygdales avec retentissement ganglionnaire au cou. Le malade fut soumis au traitement spécifique (proto-iodure). Au bout de deux mois de cette médication, les symptômes syphilitiques avaient disparu et l'état général semblait s'améliorer chaque jour.

Sur ces entrefaites, le malade a eu des rapports sexuels

avec sa femme, malgré l'abstinence que je lui avais conseil-
lée. Néanmoins, tout semblait se passer sans accident aucun,
et cette dame, devenue enceinte pour la seconde fois, était
très bien portante sous tous les rapports.

Au 9° mois de sa grossesse, elle accoucha, mais ce
second enfant présentait au moment de sa naissance de
l'érythème fessier et génital, en même que des papules ou
plaques muqueuses à l'anus et à l'ombilic, au cou et à la
tête.

A cette époque, la mère, examinée, *ne présentait rien
de suspect aux organes génitaux ni ailleurs*, lorsque
deux mois après ses couches, il lui est survenu, (sans contagion nouvelle), des accidents syphilitiques caractérisés par
de l'impetigo du cuir chevelu avec hyperesthésie à la moin-
traction des cheveux, et perte de ces derniers. Ces accidents
étaient accompagnés d'une céphalée à forme névralgique
s'exapérant la nuit. A ces symptômes succédait bientôt
l'apparition de taches rosées, ovalaires, exanthèmatiques,
dont la poitrine et le ventre furent recouverts. Cette roséole
débuta sans fièvre ni démangeaisons. En même temps que
ces syphilides, la malade se plaignait de douleurs et de
roideur aux mollets.

J'ai soumis cette malade à un traitement spécifique :
protoiodure et iodure de potassium à l'intérieur, bains alca-
lins, régime tonique. Sous l'influence de ce traitement, qui
a duré plus de 6 mois, les accidents syphilitiques ont disparu
et l'état général est devenu meilleur.

Conclusion. — Il s'agit de syphilis conceptionnelle : la transmission opérée de cette manière paraît
évidente, surtout lorsqu'on se reporte à l'époque où

se sont manifestés les accidents syphilitiques, et aux circonstances qui ont présidé à leur développement. De plus, l'absence de toute lésion spécifique aux organes génitaux de la femme au moment de la naissance de l'enfant, et les signes caractéristiques présentés par le mari, ne laissent aucun doute à cet égard.

N'est-il pas permis de conclure que le sperme du mari diathèse a infecté ou transmis le germe de la syphilis au fœtus lors de la conception, et que ce fœtus a communiqué cette maladie à sa mère pendant la gestation ?

Numéros des Observations	Age du père	Constitution	Age et état de la syphilis du père au moment où la mère conçoit.	Age de la mère	Constitution	GROSSESSES	
						Antérieures à la Syphilis	Ultérieures
1	Faible		»		»	»	»
2		»	Quelques mois : accidents secondaires évidents.		»	»	»
3		»	6 ans : accidents secondaires durant la grossesse de la femme.	27 ans. Constitution bonne. Pas de rapports extra-conjugaux.		»	»
4 Diday.		»	Syphilis à la période secondaire. Aucun accident appréciable au moment du coït fécondant, ni pendant la grossesse.	Pas de rapports extra-conjugaux.		»	»
5 Rodot.		»	8 mois 1/2 : pas d'accidents secondaires manifestes.		»	»	»
6 Guilleton.		»	6 mois : plus d'accidents depuis un mois. Examen négatif le lendemain du coït.	16 ans. Constitution bonne. (Un seul coït).		»	»
7 Beyran		»	Père non syphilitique lors de la 1re grossesse. Syphilis après un rapport extra-conjugal; 3e ou 4e mois, pas d'accidents.	29 ans Lymphatique.		une	»

Epoques d'apparition des accidents chez la mère.	Avortement	ACCOUCHEMENT		
		Prématuré	A terme	A date indéterminée
4 ans après la 1re couche.	»	»	»	L'enfant meurt à 10 mois, après avoir présenté à l·âge de 3 semaines des manifestations syphilitiques.
5 semaines après l'accouchement.	»	»	»	Enfant vivant sybylitique à l'âge de 5 semaines.
3 mois après l'accouchement. (Eruption précédée de fièvre).	»	»	»	Enfant syphilitique à un âge indéterminé meurt à 3 mois 1/2.
Fin du 3e mois de la grossesse. (Eruption précédée de fièvre et céphalée).	à 5 mois	»	»	»
A la 6e semaine de la grossesse. (Eruption précédée de courbature et céphalée).	»	Cours du 7e mois. Enfant mort-macéré	»	»
Fin du 3e mois de la grossesse. (Eruption précédée de douleurs vives.	»	»	Fille, syphilitique à 15 jours. Guérie	»
» 2 mois 1/2 après l'accouchement qui termine la seconde grossesse. Roséole prédédée de douleurs générales, sans fièvre ni démangeaisons. Pas de rapport depuis l'accouchement.	» »	» »	Un enfant sain. Enfant syphilitique à la naissance.	»

Observations des Numéros	Age du père — Constitution	Age et état de la syphilis du père au moment où la mère conçoit	Age de la mère — Constitution	GROSSESSES	
				Antérieures à la Syphilis	Ultérieures
8 Diday	»	3 ans 1/2; pas d'accidents avant ni après.	25 ans Constit. bonne	»	»
9	»	9 ans.	»	»	»
10 Lutaud	»	10 ans. Accidents tertiaires.	27 ans	»	»
11	»	4 ans : pas d'accidents apparents.	»	»	»
12	1er père, légitime, sain. 2e père, illégitime syphilitique.	Plusieurs années. Pas d'accidents apparents depuis des années, ni au moment de l'examen.	saine 29 ans	trois enfants sains, à terme.	»
13	»	Plusieurs années. Des croûtes au cuir chevelu.	20 ans	»	deux : un avort. fin 6e mois Un enfant à terme, vivant, syphilit.
14 Barthélémy	»	9 ans, pas d'accidents. 10 ans 1/2, croûtes au cuir chevelu.	femme bien portante	Accouchement à 8 mois 1/2, enfant sain, bien portant.	Avortem. à 3 mois. l'année qui suit le 1er avort. Accouch. prématuré (début du 9e m.), l'année qui suit le second av,

Epoque d'apparition des accidents chez la mère	Avortement	ACCOUCHEMENT		
		Prématuré	A terme	A date indéterminée
1er mois de la grossesse. Roséole précédée de céphalée.	au 1er mois.	»	»	»
1 mois 1/2 à 2 mois après l'avortement.	au cours du 3e mois.	»	»	»
6e mois de la grossesse.	»	Au 8e mois Enfant syphilitique à la naissance. Meurt à 8 jours.	»	»
Après l'accouchement (date non indiquée.)	»	Cours du 7e mois. Enfant sain quoique malingre.	»	»
Cours du 3e mois de la 4e grossesse.	cours du 3e mois, quelq. jours après l'érup.	»	»	»
6e mois de la grossesse. Traitement.	fin du 6e m.	»	»	»
L'état de la mère devient maladif au moment du 1er avortement. Mais elle ne présente *nulle part d'accidents secondaires*. Traitement purement hygiénique. C'est seulement 4 ans après le 1er avortement qu'on const. une *gomme* qui cède au traitement.	à 2 mois.	»	»	»

Numéros des observations	Age du père	Constitution	Age et état de la syphilis du père au moment où la mère conçoit	Age de la mère	Constitution	GROSSESSE	
						Antérieures a la Syphilis	Ultérieures
15		»	6 ans ; traitement presque nul. (Accidents très probables au moment de la conception).	25 ans bien constitué		»	»
16	34 ans		5 ans. Le père ayant 1 enfant sain, se croit guérit et cesse tout traitement.	»		Accouch. à terme, enfant sain, bien portant.	»
	36 ans		7 ans. Syphilides tertiaires superficielles.	rapports extra-conjugaux ?		»	»
17	»		»	27 ans		»	»
18	1er père		»			2 enfants le 1er mort à 7 jours, le 2e sain, vivant.	
	2e père		»	29 ans		»	»
19			9 mois. Cette syphilis a été prise quand la grossesse précédente en était à 1 mois 1{2, et est restée sur elle sans influence, peut-être à cause du traitement. Le traitement a probablement cessé lors de la 4e grossesse d'où l'action de la syphilis sur cette grossesse.	25 ans		Trois : 2 enfants à terme, morts à 11 et 15 mois de méningit. 1 enfant à terme, sain.	»
20	26 ans a passé 5 ans en Afrique et y a pris les fièvres.		?	24 ans Constit. bonne.		»	»

Epoque d'apparition des accidents chez la femme	Avortement	ACCOUCHEMENT		
		Prématuré	A terme	A date indéterminée
15 ou 20 jours après l'avortement.	à 2 mois 1|2	»	»	»
3e mois de la 2e grossesse	»	à 6 mois 1/2 Enfant mort macéré.	»	»
Début du 4e mois de la grossesse.	»	»	»	»
2e mois de la grossesse.	»	»	1 enf. à term. vivant, sain.	»
3e mois de la 4e grossesse	fin du 6e mois			
4e mois de la grossesse et du mariage.	»	»	»	»

Numéros des observations	Age du père — Constitution	Age et état de la syphilis du père au moment où la mère conçoit	Age de la mère — Constitution	GROSSESSES Antérieures a la Syphilis	GROSSESSES Ultérieures
21	»	Syphilis avérée, d'âge indéterminé. Accidents secondaires au moment de la fécondation.	»	»	»
22	père, 30 ans sain, bien port. Même père, 31 ans, a pris syphil. à la fin de la prem. gros. de sa femme	»	lymphat. mais jamais malade	1er enfant à terme, sain.	
	33 ans	2 ans	»	2e enf. à terme, m. à 15 jours, on ne sait de quoi.	
	34 ans	3 ans	»	»	»
23	»	5 ans 1⟨2	saine	»	»
	»	6 ans	»	»	avortem. à 2 mois.
	»	7 ans (traitement)	»	»	enfant syphilit. à 3 mois, mort à 8.
	»	12 ans	»	»	enfant à terme, sain, viv.
24	27 ans	2 ans. Traitement très régulièrement suivi. N'a jamais présenté d'accidents apparents dans les années suivantes.	saine	1 enfant à terme vivant, sain.	
	29 ans	4 ans	»	»	»
	31 ans	6 ans	»	»	1 enf. né 8e m. malingre mort à 4 ans de dipht. Pas de syph. héréditaire manif.

Epoque d'apparition des accidents chez la mère	Avortement	ACCOUCHEMENT		
		Prématuré	A terme	A date indéterminée
6 ans après l'unique grossesse, *gomme* sus-olécranienne.	»	»	Enfant à ter-me, syphili-que au 10e jour. A vécu.	»
Pas d'accidents secon-daires observés ; mais 22 ou 23 ans après la date probable de l'infection, insomnie, céphalie, mo-noplégie ayant cédé au traitement mixte. Après la 3e grossesse, chute des cheveux, pas d'accidents cutanés. *Os-téite spécifique* des mé-tacarpiens 4 ans après la 3e grossesse: Traitement mixte, retour à la santé.	» à 4 m.	à 8 mois, fille saine en ap-parence à la naissance, mais ayant présenté, dans l'en-fance et la puberté des signes de sy-philis héré-ditaire.	»	
Jamais d'accidents se-condaires constatés. Sy-philides tertiaires (9 ans après le 2e accouchement) ayant cédé au traitement mixte.	»	A 8 mois. L'enfant meurt sy-philitique à 5 semaines.		

Numéros des Observations	Age du père — Constitution	Age et état de la syphilis du père au moment où la mère conçoit.	Age de la mère — Constitution	GROSSESSES	
				Antérieures a la Syphilis	Ultérieures
25	1er père, âge inconnu, syphilitique	?	17 ans	»	»
	2e père, sain.	»	19 ans	»	Enfant à terme, sain
26 Diday.	34 ans.	5 ans : Des plaques muqueuses ont été constatées près du frein avant le mariage, à la 5e année de la syphilis.	Constitution bonne	»	»
27 Delore	»	10 ans : syphilides palmaires secondaires.	»	»	»
28 Due a l'obligeance de M. Talamon.	»	11 ans.	»	»	»
					Deux avortements
29 Recueirlie dans le serv. de M. Fournier.	»	12 ans : Aucun accident depuis le mariage.	24 ans Constitution bonne	»	»

Epoque d'apparition s accidents chez la mère.	Avortement	ACCOUCHEMENT		
		Prématuré	A terme	A date indéterminée
»	»	»	Enfant à terme vivant portant des lésions cutanées : meurt à 4 mois de méningite.	»
Six mois après le 1er ccouchement, accidents econdaires aux bras. yphilides tertiaires 6 ois après la 2e grossesse.	»	»	»	»
A la 3e semaine de la rossesse (7e du mariage).	»	»	Enfant à terme ; a présenté des manifestations cutanées fin du 3e mois.	»
Après l'avortement.	Avortement à date indéterminée	»	»	»
»	Avortement à date indéterminée	»	»	»
Après le 3e avortement, phasie et monoplégie rachiale. Cèdent au traiemen mixte. Jamais d'acidents avant.				
Au 2e mois de la 1re rossesse, syphilides, roûtes du cuir chevelu, lopécie.	»	»	L'enfant, à terme, vivant porte au flanr droit une plaque jambonnée.	»

Voyons donc, maintenant que nous voici en possession d'un nombre suffisant de faits, ce que nous en dira l'analyse. Si nous comparons les observations recueillies, quatre points fondamentaux s'offrent tout d'abord à l'examen :

1° *Absence de chancre et de bubon chez la femme*

2° *Absence de manifestations génitales chez l'homme.*

3° *Grossesse constante en fausse-couche.*

4° *Syphilis constante du fœtus.*

Un chapitre spécial sera consacré à chacune de ces preuves invoquées à l'appui de la théorie de Ricord.

CHAPITRE PREMIER

Absence de chancre et de bubon chez la femme

Partisans et adversaires de la syphilis conceptionnelle ont beaucoup écrit et discuté sur ce point,
les uns attestant le grand soin apporté dans les examens à la recherche de l'accident initial, examens
fait par des hommes aussi compétents que consciencieux et ayant donné unanimement le même résultat
négatif ; les autres soutenant non moins énergique-
ment que le chancre avait été simplement méconnu
par ce qu'on ne l'avait pas cherché là où il était c'est
à dire dans l'utérus même (Aubert de Lyon).

Nous ne ferons aucun doute sur l'absolue bonne
foi scientifique des premiers, cliniciens émérites autant qu'autorisés, mais nous ne saurions négliger
de reproduire les objections sérieuses que n'ont pas
manqué de leur faire les autres observatieurs. Bien
des circonstances en effet concourent à rendre plein
de difficultés un examen si simple en apparence, et
à laisser passer inaperçu le coupable, c'est à dire le
chancre.

Tout d'abord, on peut être appelé près d'une
femme en puissance d'accidents secondaires de date
plus ou moins ancienne ; si elle refuse de se soumettre
à un examen complet, il ne reste guère pour se guider

que les commémoratifs sur lesquels uniquement certains auteurs, et Diday lui-même, n'ont pas hésité à fonder quelques-unes des observations qui figurent dans notre tableau. Or deux cas peuvent se présenter : la femme est de bonne foi, ou elle cherche à vous tromper. « Tenez-vous pour heureux, dit M. Fournier (1), si *une fois sur vingt cas,* vous obtenez d'une de vos clientes une confession spontanée, et sachez bien ceci pour votre gouverne : *Sauf exceptions rares, une femme n'avoue jamais la vérole, même à son médecin ;* elle la lui laisse deviner si elle croit avoir intérêt à ce qu'il soit éclairé sur ce point, au cas contraire, elle la lui cache. » Mais en supposant même que la femme n'ait aucun mauvais vouloir ni aucune arrière-pensée de dissimulation, elle vous éclairera moins bien que l'homme sur ses antécédents, parce que moins instruite que l'homme sur ce qui touche à la syphilis, elle s'en préoccupe moins, l'observe moins, et s'en traite moins, sans compter que n'ayant pas les mêmes facilités que lui pour s'examiner, elle laisse facilement passer inaperçues certaines lésions génitales. D'autre part, elle est plus sujette aux accidents nerveux dont on est naturellement porté à chercher ailleurs la véritable cause. Enfin, dit encore M. Fournier « au point de vue moral, que de raisons qui n'existent pas pour l'homme engagent souvent la femme à dissimuler les antécédents vénériens....

(1) Leçons sur la syphilis, 1881 : des syphilis sans antécédents, difficultés du diagnostic chez la femme, p. 747.

raisons que nous n'apprécions guère, mais qui sont paraît-il tellement puissantes, que certaines malades, de parti pris, et avec un entêtement inexplicable, refusent souvent à leur médecin les renseignements qui peuvent l'éclairer et l'induisent sciemment en erreur, alors même que leur santé est en jeu..... »

Mais supposons que la femme se soumette d'elle-même, ou qu'on la décide à accepter l'examen : on se met en quête de l'accident primitif, on scrute dans leurs moindres recoins toutes les portes d'entrée qui ont pu donner accès au virus : rien. Au moins, se dit-on, si le chancre a disparu, une cicatrice, une induration sera-t-elle là pour l'attester. Rien encore. Et si l'on pousse encore les investigations, si l'on dépasse la région vulvaire, l'examen même du vagin et du col de l'utérus (1) pourra rester stérile.

C'est que, outre certains caractères insolites spéciaux à l'accident initial, tels que petitesse, courte durée, aspect simplement érosif, il existe souvent des anomalies de siége ou des lésions concomitantes qui dominent au point de masquer ce que l'on cherche et qui importe le plus : l'examen peut être rendu particulièrement difficile et infructueux soit par une révolte inconsciente de la malade, affaire de pudeur ou de sensibilité, soit par la facilité avec laquelle peut passer inaperçu, malgré de minutieuses explorations un chancre de l'urèthre, de l'anus, voire même

(1) Thèses inspirées par Balzer sur les chancres du vagin et du col.

un chancre extra-génital ainsi qu'en témoigne le cas
suivant observé par notre ami le Docteur Rochon (1) :
une jeune femme avait l'habitude de porter un cor-
set tellement serré que la peau de l'abdomen entre le
pubis et l'ombilic était sur la ligne médiane dans un
état d'excoriation perpétuel. Or la personne en question, quand elle avait des rapports avec son mari,
syphilitique d'ailleurs et instruit sur les risques de sa
progéniture, laissait ce dernier, dans le but de ne pas
avoir d'enfants, lui éjaculer sur le ventre ; si bien que
le sperme, souillé probablement à son passage dans
l'urèthre par l'exsudation de quelque plaque muqueuse
avait déterminé par son contact avec l'épiderme
dénudé l'éclosion d'un accident initial que la malade
n'avait pas su distinguer des érosions habituelles, et
et dont elle taisait l'existence à son médecin (2).

Nous mentionnerons aussi, sans nous y arrêter,
la possibilité d'un chancre de l'amygdule chez la
mère, et Renard de Nevers insistait beaucoup (3), sur
l'examen de la bouche et de la gorge qu'il croyait
aussi important que celui des organes génitaux, car
« ce n'est que là qu'on se touche en ménage ».

Les difficultés de ce genre ne sont pas les seules
d'ailleurs, et l'on conçoit fort bien que dans certaines
circonstances il soit très ardu de discerner au milieu
des lésions environnantes un chancre minuscule

(1) Médecine Moderne, n° du 11 avril 1896.
(2) Nous aurons l'occasion de rappeler cette observation
au chapitre suivant.
(3) Union Médicale 1862, t. 16, pages 578 et 586.

greffé sur une vésicule d'herpès ou sur une végétation, accidents qui sont loin d'être rares même chez les femmes soucieuses de l'hygiène corporelle.

D'ailleurs les observations de syphilis conceptionnelle s'appliquent dans la majorité des cas à de jeunes mariées, c'est-à-dire à des femmes presque toutes récemment déflorées, dont l'hymen, nouvellement déchiré et réduit à des débris qui se cicatrisent plus ou moins vite, offre un terrain particulièrement propice et bien placé pour la greffe du virus syphilitique.

Mais devrions-nous encore négliger tous ces points, pourtant dignes de remarque, qu'il nous faudrait encore tenir compte de la possibilité d'un chancre intra-cervical, et même intra-utérin, surtout chez les femmes accusant de la métrite dans leur passé pathologique. Or nous savons d'après les recherches des anatomistes (1) que d'une part les lymphatiques du corps aboutissent aux ganglions lombaires après avoir reçu les lymphatiques ovariens qui leur restent longtemps accolés avant de se fusionner avec eux, et que d'autre part les lymphatiques du col se jettent dans les ganglions hypogastriques (angle de bifurcation de l'iliaque primitive). Si donc tout à l'heure à défaut de chancre perceptible, nous pouvions accuser indirectement sa présence en nous adressant à l'adénite contemporaine, nous restons, dans les cas de chancre utérin, sans aucun point de repère, sans aucun

(1) Testut, angéiologie.

témoignage de son existence, puisque l'adénite lombaire qui seule pourrait le déceler est inaccessible. Et de même que plus haut nous accusions l'état conjugal récent comme produisant des lésions spéciales favorables à la greffe d'une syphilis, nous devons ici mettre en regard de l'existence possible de métrites anciennes ou récentes chez nos malades l'état congestif spécial créé dans la muqueuse utérine par la menstruation ; et l'on comprend que dans les observations relatées, les premiers signes de syphilis apparaissant la plupart du temps chez les femmes dans les premiers mois d'une grossesse, l'on puisse accuser cet état congestif de la muqueuse utérine pendant la menstruation et les jours (essentiellement favorables à la fécondation) qui suivent les règles, d'avoir fait pour sa part appel au chancre intra-utérin.

C'est en raison de ces considérations : peu de valeur des commémoratifs, accident primitif difficilement accessible ou déguisé, siège anormal du chancre, possibilité d'un chancre intra-utérin, que l'absence dûment constatée de chancre et de bubon ne nous semble pas une preuve suffisante pour faire de la syphilis par conception une syphilis à manifestations générales d'emblée, sans accident primitif, car si les observations s'accordent à reconnaître l'absence des manifestations primaires, *elles ne démontrent pas qu'elles ne puissent exister.*

CHAPITRE II

Absence de manifestations génitales chez l'homme.

Telle est la seconde preuve invoquée par les partisans de la syphilis conceptionnelle. Avant toute autre recherche, reportons-nous d'abord au tableau de nos observations, et remarquons que sur 29, huit seulement d'entre elles (obs. 4, 6, 7, 8, 11, 12, 24, 29) spécifient nettement que le père au moment de la conception n'était porteur d'aucun accident apparent tandis que, dans les 21 autres, 10 fois il est relaté (obs. 2, 3, 5, 10, 13, 14, 16, 21, 23, 27, que le père présente des manifestations évidentes au moment du coït fécondant, et 11 fois on ne trouve à ce sujet aucun renseignement, sauf dans 2 observations où l'on se contente d'indiquer des accidents secondaires probables chez l'homme. (obs. 15 et 19). Il ne nous reste donc à retenir que les observations portant la mention : *pas d'accidents*, et nous chercherons si ces cas eux-mêmes sont à l'abri de toute critique.

Pour que l'absence de manifestations bien et dûment constatée chez le père soit valable, il faut admettre la non-inoculabilité du sperme ; autrement l'on retomberait dans la syphilis banale, puisque le sperme deviendrait pour la mère une source d'infection directe. Cette non-inoculabilité, l'expérience la démontre, car les tentatives faites par Mireur, Hunter, Langlebert, Nisbett, Fritze, Rollet, Bertin, Sivédiaur, Barbantani, Pellizari, Profeta, Geigel et Padowa, Jullien, Panas, etc... dans la but de déterminer sur l'homme sain l'éclosion d'une syphilis par l'inoculation de sperme provenant d'individus syphilitiques, sont restées unanimement sans résultats. D'ailleurs, ont comprend qu'il en soit ainsi, puisque le sperme est une secrétion, et nous savons que toutes les autres secrétions, lait, sueur, urine, salive, larmes, ne sont pas virulentes, mais aseptiques et en quelque sorte purifiées par l'organisme.

Cependant il se présente dans la pratique des cas analogues à celui que nous avons relaté plus haut (page   ) et où le contact du sperme avec une érosion de la paroi abdominale de la femme détermine l'apparition d'un chancre. Comment donc les expliquer ?

C'est que si le sperme, en tant que sécrétion, est pur, il doit, avant d'être déversé dans les organes destinés à le recevoir et où il ira féconder l'ovule, cheminer dans des conduits qui, eux, peuvent être en état de souffrance et présenter sur leur parcours des avaries, érosions, ulcérations. fissures, plaques muqueuses ; en un mot des accidents qui lorsqu'ils ne sont pas virulents par eux-mêmes. deviennent quoique nullement vénériens, des agents de diffusions du virus par lé sang infecté qu'ils peuvent mettre en liberté. Et de fait. il nous parait bien difficile d'établir l'état du mari au moment de la contagion ; chez les jeunes mariés par exemple, auteurs habituels des méfaits dans les cas de syphilis conceptionnelle, il n'est pas rare de rencontrer au prépuce quelque éraillure dûe à des coïts difficiles ou trop souvent répétés, éraillure durant un ou deux jours, passant assez souvent inaperçue, mais suffiisante néanmoins pour donner quelques gouttelettes de sang. On pourrait accuser aussi d'anciens rétrécissements, des brides intra-uréthrales, distendues et rompues, des érosions ou ulcérations de la prostate, des vésicules séminales, des canaux déférents, toutes lésions non virulentes par elles-mêmes, mais capables de fournir du sang.

A côté de ces sources de contagion qui échappent presque toujours à l'examen le plus consciencieux et dont on ne tient pas assez compte, ce nous semble, il est un autre ordre d'accidents, spécifiques cette fois, dangereux par eux-mêmes ; nous voulons parler des plaques muqueuses qui peuvent se développer dans les organes génitaux internes et qui mélant au sperme leurs produits de sécrétion le souillent et le rendent apte à répandre le mal. Hypothèse facile à faire, dira-t-on et commode pour les adversaires de lc syphilis par conception, mais comment la vérifier ? — Par la clinique elle-même. Tous ceux qui ont passé quelques mois dans les hôpitaux de vénériens ont pu observer chez certains malades, syphiliques d'ailleurs, et en dehors de toute affection genococcique, un écoulement matutinal visqueux, transparent ou légèrement opalin, très peu abondant durant quinze jours, un mois, deux mois suivant les cas. Pour bien étudier cette affection, il faut surprendre le malade le matin au réveil, avant son lever et avant toute miction, car dans la journée, à cause de la plus grande fréquence des évacuations vésicales, trop peu de sécrétion s'accumulerait dans le canal pour pouvoir rien révéler à l'observation.

L'examen microscopique n'accuse rien de particulier dans la composition du liquide recueilli : du mucus, des débris de cellules épithéliales, aucun gonocoque. Mais ce qu'il y a de curieux, c'est que le traitement ordinaire (injections, lavages, bains, balsamiques) échoue, tandis que si l'on soumet le malade au traitement spécifique, on a vite raison de l'écoulement uréthral sur la nature duquel il n'y a dès lors plus de doute à avoir. On trouvera de ce fait deux observations intéressantes dans le numéro du 11 avril 1896 de la Médecine Moderne : nous même avons pu en observer un cas remarquable chez un de nos amis étudiant en médecine syphilique depuis trois ans et qui, s'examinant un matin pour une légère démangeaison au niveau du méat, fit sourdre une petite goutte visqueuse et transparente, non sans grand étonnement, car étant auparavant parfaitement indemne de chaude-pisse, il n'avait d'autre part pas vu de femme depuis un mois ; mais il avait depuis quelques jours une éruption de syphilides palmaires accentuée surtout à la main gauche, et s'était l'avant-veille beaucoup excité auprès d'une femme qu'il désirait vivement, mais qui était restée sourde à ses avances. Le tout céda complètement et en un mois aux pilules de protoïodure associées aux frictions mercurielles. Il n'y a rien de déraisonnable à admettre que dans ce cas le sujet étant sous l'influence d'une poussée de syphilis secondaire l'excitation génitale ait fait appel du côté de l'urethère à une éruption de plaques muqueuses dont l'exsudation a fourni l'écoulement en question. De semblables écoulements peuvent se produire chez des individus indemnes de toute affection vénérienne, par le seul fait d'une excitation génésique (1), mais ce qui semble prouver qu'ici la syphilis était en jeu, c'est d'abord la coexistence de lésions cutanées ; la longue durée de l'écoulement (un mois alors que les uréthrites simplement catharrales ne durent généralement que quelques jours), et sa disparition sous l'influence du traitement spécifique.

Une autre manifestation génitale de la syphilis secondaire est l'épididymite, bien connue depuis les travaux de Dron, de Lyon (1) : c'est un noyau dur et bien circonscrit, de la grosseur d'une noisette, qui se développe le plus souvent dans la tête de l'épididyme, rarement dans sa queue. Cette tumeur est indolente et aphlegmasique ; elle ne subit ni nécrobiose ni aucune des complications des syphilomes tertiaires ; elle guérit sans laisser de trace. Les deux épididymes peuvent être atteints du même coup. La lésion se montre du troisième mois de l'infection à la 3e ou 4e année ; plus tard on la rencontre, mais alors c'est un

(1) Faitout, Gazette des Hopitaux, n· du 25 janvier 1896, des uréthrites non gonococciennes.
(1) Archives générales de médecine, 1863.

syphilome tertiaire rarement indépendant du sarco-
cèle. Fait important, elle ne paraît pas empêcher la
perméabilité du canal de l'épididyme ; la présence
des spermatozoïdes a pu être notée dans deux cas (1),
ce qui tient certainement à l'aphlegmasie de l'affection. La vaginale, le testicule et le cordon ne sont
jamais pris, ou très rarement « L'anatomie pathologique, dit le Dr Rochon dans son article, n'est mal-
heureusement pas faite, mais on peut se la figurer
identique à celle des autres lésions contemporaines.
Ce doit être simple hyperhémie ou sub-inflammation
dûe à des troubles de la circulation sanguine et
lymphatique, sans produits plastiques ni proliféra-
tion cellulaire dans le voisinage ; les points atteints
sont tuméfiés et l'épithelium voisin, mal nourri, se
flétrit et tombe, laissant à nu une surface dépolie,
terne, finement granuleuse, pouvant être ecchymo-
tique et capable de laisser exsuder le principe virulent de la maladie.

Existe-t-il, à côté de la blennorrhée et de l'épididymite syphilitique, d'autres lésions de même nature des canaux vecteurs du sperme ou des canaux
éjaculateurs ? Peut-être. Jusqu'ici elles sont ignorées,
mais ce n'est pas à dire qu'elles soient impossibles ;
et il est bien permis de penser qu'une lésion ne
donnant lieu à aucune douleur, à aucun symptôme,
siégeant de plus sur des organes difficilement accès-
sibles, peut et doit très facilement passer inaperçue ?

(1) Archives générales de médecine, 1881.

Ainsi donc, si le sperme n'est pas virulent par lui-même, comme le prouvent les expériences de Mireur et des autres expérimentateurs, il peut le devenir en se souillant à son passage dans les organes génitaux internes, soit de virus, soit de sang virulent. Et le fait est, pour la théorie.gros de conséquences : un homme, porteur des lésions ci-dessus décrites a des rapports avec une femme non syphilitique ; que va-t-il advenir ? — Ou bien le coït ne sera pas fécondant, et alors, si la femme est infectée, on pensera que le chancre est dû à une lésion passée inaperçue ; ou bien la femme sera enceinte : si le chancre est trouvé, on retombe dans l'explication précédente ; si le chancre est introuvable, cas fréquent en cette circonstance, alors c'est une syphilis par conception. Et si l'on compare la fréquence de la syphilis par conception à la fréquence de l'épididyme syphilitique secondaire, pour ne prendre qu'une lésion classique, on voit que cette épididyme qui se trouve une fois sur 150 ou 200 syphilitiques, suffit à expliquer largement les cas d'infection dits : syphilis conceptionnelle. A plus forte raison, peut-on expliquer ces faits de contagion si l'on prend tous les cas de lésions génitales internes capables de contaminer le sperme.

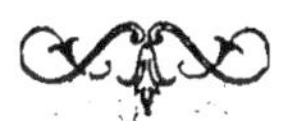

CHAPITRE III

Grossesse constante ou fausse-couche.

Remarquons, d'abord, que cette constance est difficile à établir, et s'il n'y a pas grossesse ou fausse couche, ce n'est pas une syphilis exceptionnelle. Au point de vue spéculatif, on tourne là dans un cercle vicieux : puisque grossesse constante est la condition *sine quâ non*, on ne peut la prendre comme preuve.

Mais passons et restons sur le terrain de la clinique : à commencer par la fausse-couche, elle ne pourrait être invoquée, ce nous semble, qu'à un âge avancé déjà, mais non à la sixième semaine (observ. 5), au 30ᵉ jour même, comme l'admettent Diday et Fournier, car si nous nous reportons à nos observations, nous voyons (observ. 8) une femme jusque là très régulièrement menstruée, présenter, pour la première fois, un retard de dix jours accompagné, au moment du retour du flux sanguin, de coliques insolites ; trois jours avant cette époque retardée, étaient apparus une céphalée intense avec roséole généralisée, en même temps qu'une tuméfaction douloureuse de la clavicule gauche et un engorgement des ganglions lymphatiques sous-occipitaux. Chancre introuvable, malgré les recherches les plus attentives. Ainsi donc, en admettant que cette femme ait été fécondée, comme c'est l'habitude, dans les jours ayant suivi les règles précédentes, lesquelles avaient pris fin le 1er novembre, la grossesse au moment du retour des règles en retard aurait eu tout au plus un mois, et c'est un œuf d'un mois qui aurait été capable d'infecter, d'une façon aussi complète et aussi intense, l'organisme maternel tout entier.

Diday même va plus loin (1) et s'exprime ainsi :

« Une femme se voit atteinte de syphilis, n'ayant d'autre antécédent, d'autre cause possible de ce mal qu'un retard de quelques mois ou de quelques semaines. Cela suffit, le fait est physiologiquement explicable, si le mari porte ou a porté autrefois des signes de syphilis. Et même, pas n'est besoin d'un retard, car d'une époque à l'autre, il y a le temps voulu pour que se soit faite l'implantation à la surface utérine d'un ovule syphilisé, et par cette implantation la transmission du virus. Alors si une cause quelconque vient à déterminer l'expulsion de l'ovule avant le retour de l'époque ou à l'époque même, tout aura passé inaperçu ; et une femme qui ignore les antécédents de son mari se trouvera vérolée sans pouvoir se rappeler, même si elle s'est observée avec beaucoup d'attention, autre chose qu'une époque qui s'accompagna d'un peu plus de coliques et peut-être de quelques caillots en plus que ses époques ordinaires. »

(1) Dict. Dechambre, article Syphilis.

Admettons : mais au moins devons-nous nous demander par qu'elles voies a pu s'effectuer cette transmission du virus de l'organisme embryonnaire à celui de la mère, quels organes ont servi d'intermédiaire pour le passage, car il faut que des germes aient passé pour aller déterminer chez la mère cette éruption généralisée, cette céphalée, cette adénopathie brusque. Or si nous interrogeons l'embryogénie et l'obstétrique, nous voyons qu'au premier mois les échanges entre les deux organismes embryonnaire et maternel sont nuls, l'œuf se suffit à lui-même, il se nourrit par imbibition, et l'on ne saurait trouver à cette époque aucune trace de ce qui sera plus tard le placenta et le cordon. Au premier mois, le chorion commence seulement à se hérisser de petites saillies, premiers jalons des futures villosités, mais constituées pour l'instant uniquement par du tissu muqueux sans un capillaire, sans une anse vasculaire comme on en trouvera vers la fin du troisième mois seulement dans les ramifications choriales (chorion frondosum) alors que commencera à s'établir la circulation placentaire.

D'ailleurs, dans certaines observations, il suffit d'interroger les faits pour se convaincre qu'on les peut tout aussi bien interpréter par une syphilis banale que par une syphilis conceptionnelle : dans l'observation 6 par exemple (Gailleton), voici une jeune fille qui, après un seul coït, devient enceinte et vers la fin du troisième mois fait une poussée de syphilis secondaire. Est-il donc nécessaire d'invoquer dans ce cas une syphilis indirecte passant par le fœtus, alors que la date d'apparition de la roséole chez la mère coïncide exactement avec la date d'apparition de la roséole dans la syphilis banale ?

Si maintenant on compare les observations au point de vue de la date d'expulsion du produit de la conception, ce n'est partout qu'incohérence : tantôt comme ici, c'est au premier mois de la grossesse, tantôt à la sixième semaine, au 2e, 3e, 4e, 6e, 7e, 8e mois ; ailleurs la grossesse suit son cours normal et l'accouchement a lieu à terme. Pourquoi ce manque de fixité, cette indécision dans la durée de la gestation, alors qu'au contraire, les fausses-couches dues à une vérole primitivement maternelle ne se produisent qu'au 3e mois, c'est-à-dire à partir d'une époque bien précisée où le poison peut arriver au fœtus pour le tuer directement, ou bien le fait mourir en lui coupant les communications avec l'organisme maternel et par suites les vivres, par l'artérite qu'il détermine dans les villosités placentaires ?

D'autre part, même en admettant l'hérédité paternelle, il reste toujours une contradiction entre la syphilis conceptionnelle avec son explication actuelle et la *loi de Baumès* ainsi formulée : « Un enfant né d'une mère exempte de symptômes vénériens, mais atteint lui-même de syphilides. infectera la nourrice la plus saine pendant qu'elle l'allaite, ou simplement pendant qu'elle le soigne ou l'habille, mais jamais il n'infectera sa propre mère lorsqu'il la tête, même ayant lui, à ce moment, des ulcères vénériens des lèvres et de la langue. » Comment, dans certains cas, un embryon de quelques jours infecterait-il sa mère alors que dans d'autres il irait à terme non seulement sans l'infecter, mais encore en lui conférant l'immunité.

Enfin, on sait que les fausses-couches chez une femme saine avec mari syphilitique se produisent d'une façon très précoce, à 5 ou 6 semaines, beaucoup plus tôt que chez les femmes syphilitiques avec mari sain. Cela tient évidemment à l'action d'un spermatozoïde dégénéré, mais non syphilitique, puisque les femmes restent saines, même avec plusieurs fausses-couches de ce genre. Quelque chose d'identique se produit avec des maris débilités par une cause quelconque (alcoolisme, tuberculose...).

Aussi, pour nous résumer, nous croyons que de ce fait qu'une grossesse ou un avortement coïncide avec l'éclosion chez la mère d'un exanthème syphilitique, on ne doit pas trop se presser d'accuser l'œuf demeurant ou expulsé, d'avoir infecté la mère, parce que :

1° Les échanges entre l'organisme fœtal et l'organisme maternel ne commencent qu'à une date postérieure à celle où se produisent nombre d'avortements.

2° Dans certaines observations, l'évolution est calquée sur celle d'une syphilis banale.

3° De même que l'avortement dû à la vérole maternelle, ne se manifeste qu'à partir d'une époque bien arrêtée, correspondant à des modifications dans

les moyens d'existence de l'œuf, de même la vérole
fœtale devrait retentir sur l'organisme maternel, à
une date précise. Or, la plus grande incohérence
règne à ce sujet dans les observations.

4° La syphilis conceptionnelle, dans l'acception
qu'on lui donne, est en désaccord avec la loi de
Baumès.

5° Il n'est pas besoin d'invoquer l'hérédité paternelle pour expliquer nombre d'avortements qui peuvent avoir lieu du fait d'un spermatozoïde dégénéré,
mais non virulent.

CHAPITRE IV

Syphilis constante du fœtus

Ce point est évidemment le mieux établi de la théorie de la syphilis par conception, et du moment qu'on accuse le fœtus d'avoir donné le mal à la mère, il faut bien qu'il en soit lui-même en possession. Mais comme la syphilis est non moins constante chez la mère, que répondra-t-on à cette objection : Vous prétendez que c'est l'œuf tenant du père la syphilis, qui infecte l'organisme maternel, mais pas du tout, c'est la mère qui est directement contagionnée par le père, et prend de lui-même, sans intermédiaire, la maladie qui va retentir sur le produit de conception, en troubler l'évolution ou en déterminer l'expulsion : seulement, comme il y a grossesse au moment de l'infection, en raison de cette circonstance spéciale, la marche de la syphilis maternelle revêtira une forme particulière, ce sera une vérole apparemment générale d'emblée, parce que la grossesse aura fait appel du côté de l'utérus à l'accident primitif qui, caché dans la profondeur, aura passé inaperçu, d'autant mieux que l'adénite qui pourrait le déceler est inaccessible.

Qui a raison ? faut-il avec les premiers, admettre aussi bien que l'hérédité maternelle, l'hérédité pa-

ternelle qui seule ici serait en cause et sans laquelle
la théorie de la syphilis par conception ne saurait
subsister, ou bien faut-il, avec les autres, nier toute
influence de la part du père, et dire avec Cullerier
et M. le professeur Panas, qui a bien voulu nous
accorder un entretien à ce sujet : « une femme ne
crée pas un enfant syphilitique si elle n'a elle-même
la vérole, et à notre idée, les manifestations syphilitiques dans les cas de syphilis conceptionnelle,
pourraient bien n'être qu'un réveil d'une diathèse
endormie, à l'occasion de la grossesse. »

L'hérédité maternelle, personne ne la discute :
tous les cliniciens sont d'accord pour l'attester : « elle
est l'hérédité syphilitique par excellence, la plus
active, la plus inéluctable et aussi la plus nocive (1) »,
d'autant plus à craindre que la grossesse se rapproche
davantage du début de la maladie. L'établir cependant n'est pas chose facile, car on doit s'astreindre
rigoureusement aux deux conditions suivantes :
« 1º Produire un couple géniteur où le mari soit sain
et la femme syphilitique ; 2º produire un tel couple
où la femme n'ait pas été fécondée au préalable par
un premier mari syphilitique (à cause de l'impreignation possible) ». Et les observations répondant à ce
double desideratum ne sont pas banales, M. Fournier
est arrivé à grand peine à en réunir treize.

« A priori, dit-il, pourrions-nous un seul instant
accommoder notre cerveau à cette idée qu'une maladie

(1) Fournier, l'hérédité syphilitique, page 43.

telle que la syphilis ne fût pas transmissible par hérédité de la mère à l'enfant ? Comment une maladie telle que la syphilis, qui s'en prend à tout l'organisme, qui se répand dans tous les systèmes vivants, qui impreigne et sature l'économie tout entière au point de créer par excellence ce qu'on appelle une infection générale, un tempérament morbide, une diathèse, comment dis-je une telle maladie pourrait-elle épargner l'enfant, alors que la mère en est affectée ? Comment concevoir qu'elle laissât indifférent et indemne cet enfant qui, pendant neuf mois, vit à l'état de greffe utérine, si je puis ainsi parler, vit de sa mère, se nourrit de la substance de sa mère ? »

Si l'on quitte les zônes spéculatives et qu'on interroge l'histologie, on découvre combien sont intimes les connexions entre ces deux êtres, la mère et l'enfant, le placenta pouvant être considéré à son origine comme une « hémorrhagie maternelle circonscrite ou enkystée par des éléments fœtaux » (1).

Le sang placentaire de la mère « circule dans des lacunes circonscrites directement par des cellules fœtales ». A moins de fusionnement, ajoute M. Fournier, l'intimité peut-elle aller plus loin ? Et une pareille intimité n'implique-t-elle pas, comme conséquence logique, la transmissibilité morbide, surtout relativement à une maladie aussi infectieuse que la syphils ? Car si le sang de la mère baigne les éléments du fœtus, comment l'élément infectieux qui circule

(1) Mathias Duval, Société de biologie, Placentas discoïdes, séance du 3 novembre 1888.

dans le sang maternel ne pénétrerait-il pas dans la substance du fœtus ? Sans compter que le placenta n'est pas comme on le croyait naguère encore « une barrière infranchissable aux contages figurés, aux contages microbiques des maladies », car les expériences de MM. Strauss et Chamberland avec la bactéridie charbonneuse, de M. Netter avec le pneumocoque, n'ont-elles pas montré que certains germes peuvent passer de la mère au fœtus par la voie placentaire ? Pourquoi donc celui de la syphilis ne passerait-il pas, lui aussi ?

Si tout le monde accepte l'hérédité maternelle (nous verrons plus loin quelle doit être son acception exacte) comme une vérité scientifiquement démontrée, il n'en va pas de même, avons-nous déjà dit, pour *l'hérédité paternelle.*

Certains auteurs, parmi lesquels Cullerier, tranchent la question d'une façon absolue en disant : « L'influence du père est nulle, absolument nulle, pour la transmission de la syphilis au fœtus. L'enfant d'un homme syphilitique naît sain, exempt de syphilis, et bien portant. » L'époux seul est dangereux, non le père.

D'autres, parmi ceux qui la nient, invoquent trois arguments principaux :

a) Disproportion manifeste entre le nombre des maris syphilitiques et celui des enfants syphilitiques.

b) Enfants sains issu d'un homme syphilitique sans accident au moment de la fécondation et marié à une femme saine, enfant tellement intègres qu'ils ont pu contracter plus tard une syphilis de leur père, d'une nourrice ou de toute autre personne contaminée. — Enfants sains issu d'un père en pleine éruption syphilitique lors de la fécondation, mais n'ayant pas contaminé la mère ; un mari par exemple a un enfant syphilitique de son épouse parce qu'il a contaminé celle-ci, et d'autre part simultanément un enfant sain d'une maîtresse qui a échappé à l'infection.

c) Non-inoculabilité du sperme d'un homme syphilitique.

Au premier argument, M. Fournier, qui défend la syphilis conceptionnelle, répond qu'il y a là simplement une preuve que l'hérédité paternelle est plus ou moins rare, qu'elle est moins fréquente qu'on ne l'a cru jusqu'ici, mais rien de plus.

Au second qu'il montre exclusivement ceci : qu'en certains cas, d'une manière plus ou moins fréquente, l'hérédité syphilitique paternelle ne s'exerce pas, et voilà tout.

Au troisième, qui est le plus sérieux, en invoquant une influence spéciale du sperme qui peut fort bien n'être pas apte à conférer la syphilis par inoculation, mais être apte à *la* conférer à l'ovule par *impreignation génératrice* relevant du phénomène spécial de la fécondation. Pour lui, fécondation et inoculation sont choses qui ne se ressemblent en rien et qui ne sauraient être mises en parallèle. Du fait de l'impreignation génératrice, *l'ovule recevrait la syphilis* comme il reçoit des *aptitudes* physiologiques et pathologiques, des caractères d'espèce, de race, d'individu, qui se traduiront plus tard par des ressemblances physiques, morales *et même morbides* entre le nouvel être et le mâle qui aura fourni le principe fécondant.

M. Fournier invoque en outre à l'appui de son opinion quatre ordres de témoignages tirés de la clinique.

a). Preuves directes, démontrant la syphilis chez l'enfant issu d'un père syphilitique et d'un mère saine (au moins en apparence).

b). Fréquence excessive des avortements dans les ménages où le père seul est entaché de syphilis.

c). Influence du traitement spécifique qui, dans ces mèmes ménages enraye immédiatement la tendance aux avortements.

d). Preuve indirecte, dérivant de la syphilis conceptionnelle.

Ces différentes objections trouvent une réponse dans ce que nous avons déjà dit aux chapitres précédents et dans ce que nous dirons plus loin des microbes et de la fécondation : qu'il nous suffise de rappeler que d'une façon générale, nous reprochons aux observàtions publiées de n'être pas suffisamment explicite sur :

a). L'état du père au moment du coït fécondant. Dans aucune il n'est fait mention d'un examen des organes génitaux *internes.*

b), La façon détaillée dont il a été procédé à l'examen de la mère. Dans plusieurs même on se base simplement sur les dires et les commémoratifs.

c)..La moralité de la mère et ses antécédents personnels ou familiaux, la syphilis qu'elle présente pouvant être : une syphilis anciennement acquise, réveillée à l'occasion de la grossesse ; une syphilis post-conceptionnelle dépendante ou indépendante de celle du père. Une manifestation de syphilis hérédi-taire tardive, la femme étant issue de souche syphi-litique et la syphilis du père étant ou mal établie, ou guérie :

d). L'état du père postérieurement à la date vrai-semblable du coït fécondant.

e). — L'éventualité d'une contamination de la mère en dehors des relations conjugales ou sexuelles.

f). — L'examen attentif et sérieux des caillots expulsés au premier ou au deuxième mois d'une grossesse, alors qu'on croit avoir à faire à un avor-tement.

Quant à l'objection de la non-inoculabilité du sperme, faite aux partisans de la syphilis concep-tionnelle, nous ne la croyons pas suffisamment réfu-tée ; nous estimons qu'elle a une valeur réelle et sur laquelle on n'insiste pas suffisamment. Car pour ceux qui admettent la syphilis conceptionnelle latente par exemple, il faut trouver possible et scientifiquement explicable l'ensemble des conditions biologiques suivantes : un sperme non directement contagieux, non inoculable serait capable, sans rien produire de visible chez la mère dont il baigne la muqueuse vagino-utérine, d'engendrer un enfant syphilitique présentant des lésions spécifiques à nouveau contagieuses et éminement virulentes.

Il y a là au moins une apparence d'éléments paradoxaux, sinon contradictoires.

Mais à la rigueur, grâce à l'ingénieuse théorie des microbes latents ou atténués, qui n'attendent qu'une occasion et un milieu favorable de culture et de développement, on pourrait en donner une interprétation et pour ce qui est de la syphilis conceptionnelle latente (loi de Baumès), il suffirait de se contenter avec M. Fournier de cette autre hypothèse ainsi formulée : supposez que le contage syphilique passe en abondance du fœtus à la mère à travers le filtre placentaire, vous aurez la forme conceptionnelle qui se traduit dès la grossesse par des symptômes évidents ; supposez au contraire que le contage ne passe du fœtus à la mère que d'une façon discrète, celle-ci recevra du fœtus assez de virus pour avoir contracté la syphilis, mais assez peu cependant pour que la maladie reste latente, tout en lui conférant l'immunité, car, dit M. Fournier, « la mère ne résiste à la syphilis de son enfant que parce qu'elle est elle-même syphilitique, et il n'est vraiment qu'une seule façon de résister à la syphilis, c'est de l'avoir. »

Mais il faut bien le reconnaitre, ce n'est là qu'une hypothése. Pour nous comme on va le voir, nous ne saurions admettre qu'un spermatozoïde put apporter à l'ovule autre chose que des *aptitudes* physiologiques ou morbides, mais non les germes d'une maladie quelconque, même atténués. C'est d'ailleurs l'opi-

nion de MM. Panas et Nocart, que nous avons inter-
rogés à ce sujet. C'est aussi l'avis de M. le Dr P. Francotte, professeur d'embryologie à l'Université de
Bruxelles, lequel a bien voulu nous communiquer
le résultat de ses recherches en embryologie pathologique expérimentale, (1) résultat que nous allons
reproduire ici dans ses principales conclusions.

C'est au cours de ses études d'embryologie, qu'il
poursuit régulièrement à la mer depuis plusieurs
années, que M. Francotte a pu se rendre compte de
ce que deviennent les microbes introduit dans un
ovule. Il a fait notamment ses expériences sur les
œufs de la trémellaire. Pour observer les réactions
que produisent les microbes sur les œufs, il a prati-
qué avec une pointe d'acier très fine une ouverture
à la coque de l'œuf, mesurant tout au plus 10 μ
de diamètre. Il a suivi l'entrée des schizomycètes dans
l'œuf, surtout quand ils affectent la forme de bâton-
nets. Ceux qui ont servi à ses expériences étaient
ceux-làmêmes qui s'amassent dans les pontes ou
bien que l'on rencontre se développant naturellement dans l'eau de mer. Ces intéressantes expériences nous prouvent d'une façon indiscutable que,
lors qu'un ovule est infecté par des microbes, deux
éventualités peuvent se présenter ; d'une part l'ovule
agit comme une phagocyte, digère, détruit, anni-
hile le microbe et continue son évolution normale ;

(1) Quelques essais d'embryologie pathologique expérimentale, P. Francotte ; Bruxelles 1894, publié chez Hayez 112 rue
Louvain.

d'autre part l'ovule est attaqué par le microbe, et dans la lutte qui s'engage entre-eux, il arrivera ou bien que l'ovule entourera les microbes d'une partie de sa substance et les rejettera, ce qui amènera un trouble profond dans son évolution embryologique et bientôt l'arrêt de son développement, ou bien les microbes d'emblée ont le dessus, amènent la liquéfaction et la destruction du corps protaplasmique de l'ovule et sa mort ; dans l'une comme dans l'autre de ces éventualités, *l'avortement oculaire est précoce.*

Comme M. Francotte le formule lui-même, il semble découler de ces expériences « qu'il parait impossible qu'un œuf puisse conserver des microbes même à l'état latent et qui pourraient ensuite se développer dans l'individu provenant de cet œuf. En d'autres termes, *les maladies microbiennes ne peuvent se transmettre par l'ovule.*»

Les microbes en petit nombre et peut virulents seraient bien vite éliminés ou digérés ; quant au microbes très virulents ou en grand nombre, ils produisent la mort de l'œuf par dégénérescence organique.

D'ailleurs les recherches des histologistes ont montré également que toute cellule vivante en voie de segmentation, ne saurait conserver de corps étrangers dans sa substance ; la première chose qu'elle fait est de les englober d'une partie de son protoplasma qui fait alors saillie sous forme de pseudopode ou globe d'élimination et se sépare avec ce qu'elle tient inclus du reste de la cellule.

« L'animal, dit M. Francotte, n'hériterait donc pas du principe infectieux, du microbe ; mais il hériterait de la prédisposition à contracter une maladie microbienne. Cette hypothèse est d'ailleurs mieux en rapport avec les théories de la sélection naturelle.

Pour ce qui concerne la transmission des microbes par le spermatozoïde, nous la croyons impossible également, l'élément mâle jouant lui-même le rôle d'un phagocyte. Il est d'ailleurs entendu que nous ne nions nullement le fait du passage des microbes à travers le placenta comme Malvoz l'a constaté pour la tuberculose. »

M. le Docteur O. Boulangier, rédacteur en chef de la Presse Médicale Belge, s'exprime ainsi dans le compte-rendu qu'il a fait des travaux du Professeur Francotte, dans le numéro du premier décembre 1895 ; « Des données qui précèdent, il résulte que jamais l'on n'a pu démontrer l'infection microbienne des ovules et des spermatozoïdes avec conservation de leurs vertus embryogéniques, mais qu'au contraire des expériences sérieuses, vérifiées sur un grand nombre d'œufs et contrôlées plusieurs années successives, en ont démontré l'impossibilité. Je ferai remarquer que c'est à des conclusions identiques que l'on s'arrête aujourd'hui concernant une maladie infecto-contagieuse qui, en pathologie générale présente plus d'une ressemblance avec la syphilis, je veux parler de la tuberculose. On n'admet plus l'hérédité proprement dite de la tuberculose, mais *l'hérédité de prédisposition*, qui est aussi mieux en concordance avec nos connaissances actuelles sur la sélection naturelle et l'hérédité de sélection organique, anatomique et fonctionnelle.

Les enfants qui naissent réellement tuberculosés *n'ont pas hérité* cette maladie infectieuse de l'ovule ou du spermatozoïde, mais *ils ont contracté* la maladie par contagion du milieu ambiant, c'est-à-dire que l'infection a été placentaire. « *La maladie n'est pas héréditaire, elle est congénitale.* »

Voilà, ce nous semble, des notions qui sont précises et paraissent peu faites pour faire pencher la balance en faveur de l'hérédité paternelle. Elles nous donnent la clé de cette constatation clinique faite par les partisans de la syphilis conceptionnelle, à savoir que l'hérédité maternelle est infiniment plus nocive que l'hérédité paternelle. C'est que l'influence héréditaire au sens stricte du mot, l'hérédité ovulaire ou spermatozoïdique, l'hérédité de *fécondation* en un mot, comme l'appelle M. le professeur Fournier, repose sur une impossibilité embryologique. Or cette hérédité de fécondation serait la seule par laquelle pourrait se manifester l'influence paternelle, tandis que l'influence maternelle comprend en outre l'hérédité *de nutrition, de développement.* C'est, pour employer l'expression même de M. Fournier, une influence qui s'exerce et se continue pendant toute la grossesse, puisque l'enfant vit et se nourrit de sa mère pendant neuf mois, tandis que celle du père cesse aussitôt après la fécondation. Il est donc évident, de ce chef seul, que les altérations de la santé maternelle doivent retentir sur le fœtus.

Mais de même que des hommes syphilitiques alors même qu'ils étaient en pleine période d'éruption syphilitique, leurs femmes étant restées saines d'ailleurs et à l'abri de la contagion, ont pu engendrer des enfants sains sans que se manifestât l'hérédité paternelle, de même des femmes syphilitiques avec maris sains ont pu procréer des enfants nés indemnes de toute syphilis, ainsi que M. Fournier en rapporte trois cas (1). Les fœtus avaient donc dans ces cas échappé à l'hérédité de nutrition, sans doute à cause du bon état en lequel était resté le filtre placentaire : eussent-ils été indemnes s'ils avaient eu à compter réellement avec une hérédité ovulaire ?

Pourtant, faisons la part belle aux partisans de la syphilis par conception : *admettons que l'enfant puisse tenir la syphilis de son père. Pourra-t-il la transmettre à sa mère ?*

Que ce soient les toxines ou les microbes qui doivent passer, il est évident que d'abord aucun échange ne saurait s'effectuer avant l'établissement de la circulation placentaire, c'est-à-dire fin du 3⁰ mois au plus tôt. Or la pathologie générale nous apprend que chaque fois qu'une toxine ou un microbe traverse un épithélium, ce n'est pas sans y produire certaines lésions (gonflement et chute des cellules, desquamation, travail de sclérose) que le

_____

(1) L'hérédité syphilitique, page 84.

microscpe trouve là ultérieurement pour témoigner
de ce passage.

Si donc il se fait de l'enfant à la mère quelque
translation de produits anormaux, on devra consta-
tater le long du cordon et dans la partie fœtale du
placenta certaines avaries bien déterminées par leur
mode de début, par la direction de leur marche, par
leur évolution et leur aboutissant. C'est ce à quoi ont
pensé les auteurs allemands, et ils se sont efforcés,
en s'aidant de l'analyse microscopique, d'établir,
d'après le siège, l'intensité et l'aspect des lésions, quelle
progression avaient dû suivre au début les éléments
pathogènes à traver le placenta, soit de la mère au
fœtus, soit du fœtus à la mère.

Indiquons, avant de reproduire leurs conclusions, en quoi consistent ces altérations. Voici les
renseignements que nous trouvons à ce sujet dans
la thèse d'Albert Schwab (1).

Du côté du placenta fœtal, dans les villosités, *endo-
périartérite et endo-périphlébite*. Parfois l'endartérite prédomine sur la périartérite, ou inversement ;
mais la périartérite s'observe le plus fréquemment
et dans la majorité des cas, elle semble plus accusée
que l'endartérite. Il semble que lorsque le virus syphilitique agit d'une façon peu intense, ou n'a pas le
temps d'agir, la tunique externe est lésée de préfé-
rence (syphilis d'un âge ancien ou mitigée par un
traitement bien suivi ; syphilis maternelle contractée

(1) Thése de Paris 1896. — Syphilis du placenta.

un temps plus ou moins long après le début de la grossesse). Dans ces cas de périartérite prédominante la lumière des vaisseaux, quoique plus ou moins rétrécie, n'est pas oblitérée complètement comme dans l'endartérite : le fœtus alors, recevant du sang en quantité encore insuffisante, peut aller jusqu'à terme ou jusqu'à près du terme. Dans les cas, au contraire, où les lésions vasculaires portent autant sur l'endartère que sur la tunique adventice et où l'oblitération des vaisseaux est très généralisée, le fœtus naît le plus souvent mort et macéré, vers le 6ᵉ ou le 7ᵉ mois de la grossesse. Il est vrai qu'il faut faire jouer un grand rôle aussi dans l'état du fœtus à la diffusion des lésions vasculaires, c'est-à-dire au nombre des vaisseaux atteints.

Dans le stroma, lésion de cirrhose placentaire. Le début se fait par l'artérite et la phlébite des vaisseaux fœtaux ; puis l'infiltration embryonnaire devient péri-vasculaire, il y a diapédèze de leucocytes dans le stroma et irritation des cellules du tissu muqueux avec retour de celui-ci à l'état indifférent, embryonnaire. Puis si la lésion a le temps d'évoluer, ces cellules rondes se transforment en cellules fusiformes, groupées surtout autour des vaisseaux, et des cellules peuvent se transformer en un tissu fibrillaire, fibreux.

C'est cette cirrhose jeune, embryonnaire, qui produit l'hypertrophie des villosités et du placenta tout entier.

L'épithélium de revêtement perd par place sa

couche cellulaire périvilleuse, surtout au niveau des villosités devenues coalescentes. Les cellules en sont proliférées, forment plusieurs couches, sont granuleuses.

La membrana chorii présente un certain degré d'épaississement, une infiliration embryonnaire plus ou moins abondante du stroma conjonctif, et de la périartérite scléreuse et embryonnaire au niveau des vaisseaux du chorion.

Du côté du placenta maternel, on constate une *endo-métrite gommeuse.* Les gommes microscopiques, constitées par de petits foyers arrondis formés de cellules rondes embryonnaires, petites, sont surtout abondantes dans la caduque sérotine. De plus les capillaires contenus dans l'épaisseur de la caduque semblent élargis, leur paroi est manifestement épaissie. Gommes microscopiques et artérite, telles sont les deux lésions spécifiques de la caduque.

Voici maintenant quelles sont, au sujet de la marche de la syphilis à travers le placenta, suivant les lésions constatées, les conclusions de Fraenkel, Saxinger et Zilles :

1° Si le virus syphilitique passe directement du père au fœtus par le sperme, sans infecter la mère, on trouvera à côté de la syphilis fœtale, des altérations spécifiques du placenta fœtal seul et du cordon.

2° Lorsque la mère est infectée, 3 cas peuvent se présenter :

a). Si la mère est infectée au moment du coït fécondant, le fœtus sera malade, et de plus, tout le placenta dans ses deux parties fœtale et maternelle sera altéré, en même temps que le cordon.

b). Si la mère était syphilitique avant la conception — le coït fécondant étant sain, d'ailleurs — le placenta peut rester sain ou être altéré, et dans ce dernier cas, ce sera le placenta maternel seul qui sera lésé. Cependant, si l'infection de la mère est ancienne, les lésions placentaires peuvent envahir secondairement tout le placenta.

c). Si la mère est fécondée par un homme sain, et si elle est infectée au cours de la grossesse, le placenta maternel sera toujours atteint. Le fœtus peut rester sain ou devenir malade.

Conclusions trop nettes et trop précises, dit Schwab, c'est trop beau pour être vrai, car étant donné d'une part que le virus syphilitique choisit pour sa diffusion la voie sanguine et que le placenta ne forme pas un filtre parfait, comment comprendre que le virus ne puisse léser que les villosités fœtales s'il arrive du fœtus au placenta, que la caduque placentaire, s'il vient de la mère au placenta ? Autant dire alors que le sperme syphilitique du père ne peut produire qu'une syphilis fœtale sans danger pour la mère, ou que le sang syphilitique de la mère, ne peut jamais infecter le fœtus.

C'est évidemment paradoxal et les auteurs allemands l'ont bien compris, puisqu'ils atténuent leurs conclusions en disant que dans quelques cas, les lésions du placenta maternel, par exemple, peuvent envahir secondairement le placenta fœtal. Mais, même sous cette forme, l'opinion de Fraenkel reste encore entachée d'exagération évidente. Pour nous, ajoute Schwab, que la mère contagionne son enfant, ou que celui-ci contagionne sa mère après avoir reçu la syphilis du père, le placenta, dans les deux cas, sera altéré dans toute son étendue : *placenta fœtal et placenta maternel sont lésés d'une façon diffuse.* Tout au plus pourrait-on admettre que la syphilis placentaire se localisera avec plus ou moins d'intensité dans l'une ou l'autre partie du placenta, suivant l'origine du virus ; mais, même à cette conclusion atténuée, il y a encore nombre d'exceptions, et les faits sont nombreux qui contredisent les catégories établies par les auteurs allemands : Steffeck rapporte deux observations de syphilis placentaire ; dans les deux cas, il s'agit chez la mère, d'une syphilis *acquise* au cours même de la grossesse. Des deux enfants, l'un est né au 8e mois, syphilitique, l'autre est venu mort et macéré. Dans les deux cas, le placenta a présenté *surtout les lésions du placenta fœtal* (endo-périartérite des villosités). Dans un cas, la caduque placentaire présentait des lésions d'ordre banal, dans le 2e, elle était normale.

Donc, malgré l'origine maternelle de la syphilis, pas de lésions du placenta maternel.

Steffeck en conclut que : *quelque soit l'origine de la syphilis, toutes les parties du placenta peuvent être malades.*

D'autre part, Schwab avance que dans presque toutes ses observations personnelles, les lésions sont généralisées à tout le placenta, *les villosités fœtales sont atteintee dans tous les cas,* que la syphilis soit imputée au père ou à la mère.

Ainsi, rien non plus sur le terrain de l'histologie pathologique, qui différencie la syphilis conceptionnelle d'une syphilis banale.

Bien plus, l'histologie normale vient protester contre l'idée d'un passage des germes du fœtus à la mère. Il suffit, en effet, de se reporter à l'anatomie du placenta pour comprendre que les conditions ne sont pas les mêmes suivant que les microbes doivent passer de la mère au fœtus ou suivre la voix inverse. Si les expériences de Straus et Chamberland ont réalisé le premier cas, rien jusqu'ici ne prouve que le second puisse l'être, et il n'est pas permis, pensons-nous, de conclure de l'un à l'autre, pour les raisons suivantes : les microbes, charriés par le sang maternel, arrivent dans les lacs sanguins du placenta, et là trouvent réunies toutes les conditions favorables à la colonisation : grande masse de sang, vitesse très faible du courant sanguin, pression peu élevée, abondance de fibrine, nombreuses aspérités constituées par les ramifications des villosités choriales dont le chevelu baigne dans les lacs placentaires. Il y a là quelque chose d'analogue aux conditions dans lesquelles se trouvent les germes infectieux dans la production de l'endocardite, alors qu'ils vont s'agglomérer sur le bord libre des valvules auriculo-ventriculaires et y déterminer les lésions végétantes ou ulcéreuses que l'on sait.

Du côté des villosités fœtales au contraire, masse sanguine très faible, pression élevée, vitesse considérable, fibrine rare, nulle aspérité au niveau des anses capillaires, pouvant servir de point d'implantation à une colonie microbienne. Les conditions anatomiques se trouvent donc tout à l'avantage d'un passage éventuel de la mère au fœtus, et plaident contre un passage inverse du fœtus à la mère.

Enfin, si la syphilis passait de l'enfant à la mère, elle devrait passer dans tous les cas de la même façon ou à peu de choses près, à la même époque de la grossesse, et les accidents maternels apparaîtraient toujours aussi à une période déterminée de la gestation. Or, dans les observations relatées à notre tableau, la plus grande incohérence règne à ce sujet : les accidents apparaissent au 1er, au 2e, au 3e, au 9e mois, à une epoque quelconque de la grossesse et même après l'accouchement, le suivant selon le cas de quelques jours, quelques semaines, et même de plusieurs années. Rien de semblable dans la syphilis à début bien déterminé, où l'on peut produire à quelques jours près l'éclosion des accidents secondaires. L'infection sanguine serait incapable de produire une telle incohérence, l'observation montre le contraire, et l'éclosion des accidents serait plus précoce.

Ainsi donc, les expériences d'embryologie pathologique de Francotte, les constatations histo-pathologiques apportées par Schwab, plaident contre l'hérédité paternelle, sans compter que l'anatomie et l'observation clinique n'en rendent guère mieux compte.

CONCLUSIONS

I. — La théorie de la syphilis par conception est basée sur quatre ordres de preuves qui toutes prêtent le flanc à la critique. Elles sont insuffisantes alors même qu'elles se trouvent assemblées pour se corroborer dans une même observation.

II. — A la définition de Diday « la syphilis conceptionnelle est celle qui va du père à la mère en passant par le fœtus », nous proposons de substituer la suivante :

La syphilis conceptionnelle est une syphilis à chancre interne, se greffant le plus souvent au moment des règles ou dans les jours qui suivent, à la faveur d'un coït fécondant.

Vu : Le Doyen,
BROUARDEL.

Le Président de la Thèse,
PINARD.

Vu et permis d'imprimer :
Le Vice-Recteur de l'Académie de Paris,
GRÉARD.

INDEX BIBLIOGRAPHIQUE

Apolant. — Berliener Klin. Woschenschrift, 1880. Sur la transmibilité de la syphilis de l'enfant à la mère.

Arteaga Quesada. — (de). Essai sur la syphilis congénitale ; Thèse de Paris, 1865.

Balfour. — (James) Edinburgh med. journal, 1859. — On the communicability, of. secondary syphilis to the female parent, entirely through the fœtus.

Barthélémy. — Congrès international de dermatologie et de syphiligraphie, 1889. — De la syphilis conceptionnelle latente ou fruste.

Baumès. — Précis téorique et pratique sur les maladies vénériennes, t. I. p. 259.

Bernon. — Syphilis fœtale ; thèse de Paris, 1874.

Beyran. — Union médicale, 1862. — Transmission de la syphilis du père au fœtus et du fœtus à sa mère.

Bielinkin. — Contribution à l'étude de la syphilis post-conceptionnelle ; thèse de Paris 1896.

Boulengier (O). — Prese médicale Belge du 1er décembre 1895. — De la syphilis infantile.

Bricard (Ph). — De la transmission de la syphilis du père à l'enfant avec immunité de la mère. — Thèse de Paris 1871.

Bryant. — Médical times and gaz. 1872. — Case of. syphilis transférer te the mother through à disease ovum.

Candelon. — Des différents modes de transmission de la syphilis chez le nouveau-né. Thèse de Paris, 1882.

Carrière. — Gaz. hebd. de Montpellier, 1888. Syphilis par conception ; deux avortements.

Charrier. — Archives générales de med. 1862, t. II. de l'hérédité syphilitique.

Cullerier. — Mémoires de la société de chirurgie de Paris 1866, t. II. p. 230. De l'hérédité de la syphilis.

Delore (X). — Dictionnaire dechambre, article placenta.

Diday. — Traité de la syphilis des nouveaux-nés et des enfants à la mamelle 1854. — Nouvelles doctrines sur la syphilis, 185 . — Gazette médicale de Lyon 1868. Syphilis par conception. — Annales de dermatologie et de syphiligraphie t. VIII, 1876-77, p, 161. — La syphilis par conception. — Le péril vénérien dans les familles. Paris 1881. — La pratique des maladies vénériennes, 3e édit. 1890.

Dielz. — Gazette med. de Liége, N° du 18 juin 1896. sur la syphilis congénitale, dite héréditaire.

Durac (J-E). — De l'hérédité de la syphilise, thèse de Montpellier 1866.

Failout (Paul). — Gazette des hôpitaux civils et militaires, N° du 25 ianvier 1896. Des uréthrites non gonococciennes.

Fournier (Alfred). — Leçons sur la syphilis, 1881. — Syphilis héréditaire tardive, 1886. — Rapport à l'académie de med. sur les prophylaxie de la syphilis, 1888. — Syphilis et mariage, 1890. — L'hérédité syphilitique, 1891. — Leçons cliniques faites a l'hôpital St Louis.

Francolle (P). Quelques mois d'embryologie pathologique expérimentale, Bruxelles 1894.

Godinho (Jorge). — Syphilis conceptionnelle : syphilis

précoce, syphilis tardive. Thèses de Paris, 1891-92, t. II N° 20.

Hervieux. — Bulletin de l'Académie de med. t. VIII, p. 880. Syphilis placentaire, discussion par Depaul et Tarnier, 1879.

Homolle. — Nouveau dictionnaire de med. et de chirurgie pratiques, article syphilis, t. XXXIV. — Dictionnaire de Jaccoud, article syphilis.

Hutchinson (J). — Médical Times and Gaz 1856. On the communication of syphilis from the fœtus to its mothser méd. Times and Gazette, décembre 1876, p. 643 et mivantes

Jullien. —Traité de la maladie vénérienne, Paris 1879.

Kassowitz. — Die Vererbung der syphilis, Vienne 1876

Lancereaux. — Leçons sur la syphilis. Paris 1886, (faites à l'hôpital de Lourcine).

Legendre. — Syphilis conceptionnelle, th. de Bordeaux 1888-89.

Le Grand. — La syphilis cause d'avortement, chapitre II, de l'influence de la syphilis paternelle snr la grossesse et le produit de la conception, p. 32. Thèse de Paris 1889, t. XV.

Legrand. — Syphilis et grossesse, th. de Paris 1888.

Legrand (L). — Syphilis et grossesse ; Syphilis post. conceptionnelle ; th. de Paris T. XI, 212, 1885-86.

Lepage. — Dictionnaire Dechambre, art. Syphilis conceptionnelle.

Lhomer. — Conditions de la transmission de la syphilis ; th de Lyon, 1892.

Lutaud. — Journal des connaissance médicales, 1882. Transmission de la syphilis par la voie du placentaire.

Maigrot (*Lucien*). — Union médicale, 1862. Transmission de la syphilis du fœtus à la mère dans les premiers mois de la grossesse.

Martin (Raymond). — De l'influence des altérations du placenta sur la nutrition du fœtus et sur le développement du nouveau-né pendant les dix premiers jours qui suivent sa naissance : chapitre placenta syphilitique.

Méric (de). — Letsomian lettures on the syphilis ; Londres, 1858. Analyse dans l'annuaire de la syphilis, par Diday et Rollet, 1858.

Mireur. — Recherches sur la non-inoculabilité syphilitique du sperme, publiées dans les ann. de derm. et syph. t. VIII, 1876-77, p. 423. Essai sur l'hérédité de la syphilis, Th. Paris 1867.

Morel-Lavallée. — Affaires Colles-Baumès ; action en revendication de propriété. Union médicale, t. X, 1889, p. 410 et 790.

Nolta. — Archives générales de médecine, 1860, t. I. Mémoire sur l'hérédité de la syphilis.

Pinard. — Dictionnaire Dechambre, article fœtus.

Porak. — Revue meusuelle de méd. et de chir. 1878. Revue des sciences médicales, publiée par G. Hayem, t. XII p. 203. Analyse du travail de Carl Ruge Ueber die fœtus sanguinolentus (Zeit. für geburtsh imd gynâkologie B. I).

Prieur. — Quelques questions sur la syphilis, th. de Paris 1851.

Richard (Léon). — Etude sur l'hérédité de la syphilis. De l'influence du père. Th. de Paris, 1870.

Ricord. — Traité pratique des maladies vénériennes, Paris 1838. Héridité de la syphilis, Gaz. des hôp. 1846, p. 13. Lettres sur la syphilis, 1851.

Riocreux (Louis). — Syphilis ; hérédité paternelle. Th. de Paris 1887-88, t. XVI, n° 129.

Rochon (Eugène). — Médecine moderne du 11 avril 1896. De la virulence du sperme dans la syphilis secondaire.

Shadek. — A propos de la théorie de l'infection de la mère par le fœtus. Anal. in journal of cutaneous and vénéreal diseases, 1886.

Schwab (Albert). — De la syphilis du placenta, Th. de Paris 1896.

Sename. — Syphilis et grossesse ; Th. de Lille, 1888.

Vidal. — De la syphilis congénitale, Th. d'agrégation, 1860.

Zeissl. — Wiener méd. Wochenschrift, 1880. contribution à l'étude de la transmission de la syphilis.

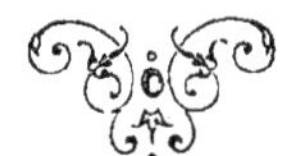

TABLE DES MATIÈRES

Paris. — Imprimerie Henri JOUVE, 15, rue Racine.